AF305778

METHODE

AISÉE

ET PEU COUTEUSE,

De traiter avec succès plusieurs Maladies épidemiques, comme la suette, la fiévre miliaire, les fiévres pourprées, putrides, vermineuses & malignes, suivie dans différens endroits du Royaume & des Pays Etrangers, avec les moyens de s'en préserver. Par M. DE MEYSEREY, *Médecin ordinaire du Roi, Docteur en Médecine, ancien Médecin des Armées de Sa Majesté en Italie & en Allemagne, & Correspondant de l'Académie Royale des Sciences.*

Seconde Edition, revûe & augmentée.

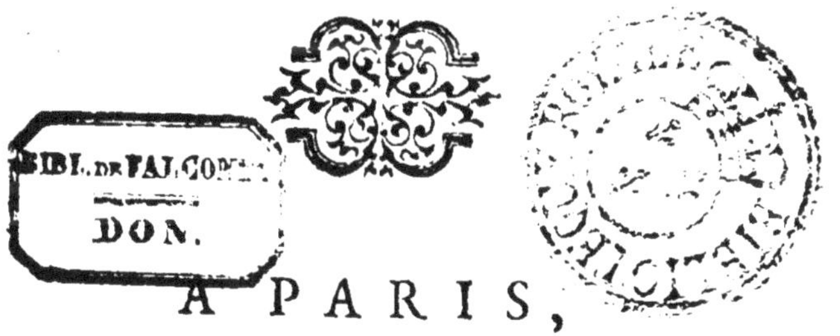

A PARIS,

Chez la Veuve CAVELIER, & fils, rue S. Jacques, au Lys d'or.

M. DCC. LIII.

Avec Approbation & Privilége du Roi.

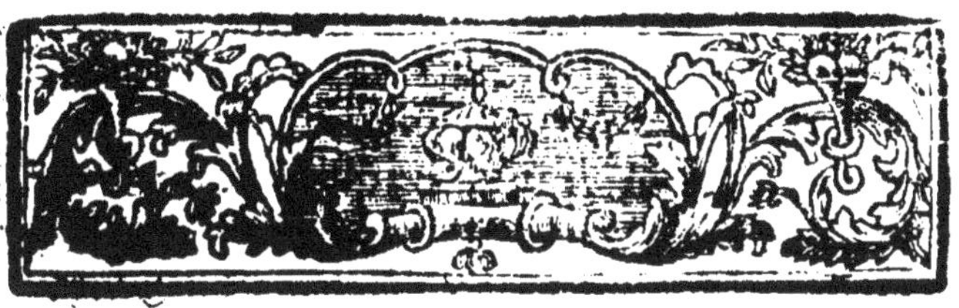

METHODE
AISÉE ET PEU COÛTEUSE,

De traiter avec succès plusieurs maladies épidémiques, comme la suette, &c.

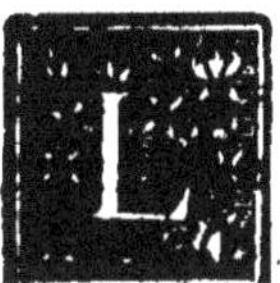E grand nombre de personnes attaquées de ces maladies, que j'ai eu occasion de traiter, m'a mis à portée, autant que qui ce soit, de connoître la nature des secours qui peuvent leur procurer le plus prompt soulagement. Je crois devoir communiquer au Public le fruit de mes observations, & je vais commencer par les plus nouvelles.

Histoire de la suette, & de la fièvre miliaire.

Au mois de Juin de l'année 1752, M. Védie, Lieutenant-Général au Bailliage Royal, & Subdélégué au département de Dourdan , inftruit par M. Legros , Curé de Sermaife, quoique les Syndics de chaque Paroiffe ayent ordre d'informer Meffieurs les Subdélégués des maladies épidémiques qui attaquent les hommes , ou les beftiaux ; inftruit, dis-je , que la Paroiffe de Sermaife , terre appartenante à M. de Lamoignon de Bafville , Préfident du Parlement de Paris , fituée dans l'Election de Dourdan , Généralité d'Orléans , étoit ravagée par une maladie qui emportoit trois à quatre perfonnes chaque jour , me fit l'honneur de m'engager à me tranfporter fur le champ à Sermaife ; il m'offrit même de me donner une brigade de Maréchauffée, fuppofé que je jugeaffe convenable de faire ouvrir quelques corps , & que j'y trouvaffe de l'oppofition de la part de la famille.

Il eft vrai qu'il eût été plus régulier , qu'en conféquence des avis que M. Vedie avoit eûs , il eût commencé par en écrire à M. l'Intendant : mais le tems étoit précieux ; la terreur s'étoit emparée de tous les malades , & même des perfonnes faines , qui étoient allarmées , avec affez de raifon , de la mort , fouvent précipitée , de leurs parens , de leurs voifins , & de leurs amis , dont il mouroit

jufqu'à trois ou quatre par jour. L'expérience n'a que trop fait voir, combien la
terreur augmente le danger des maladies, furtout épidémiques; le tems d'ailleurs favorifoit leur progrès. Il faifoit une
chaleur humide, un tems orageux, qui
avoient fuccédé très-promptement à une
température beaucoup plus douce, &
moins brûlante; conftitution de l'air extrêmement propre à augmenter la difpofition putride des humeurs, qui fait le fond
de ces maladies, & leur malignité, & qui
fe trouvoit encore aidée par le régime
pernicieux que fuivoient les malades, &
ceux qui craignoient de le devenir. Il
étoit donc intéreffant, que, fans s'affu-
jettir à des formalités, on fe prefsât d'en-
voyer du fecours à ces malheureux. Et
d'ailleurs peut-on pécher par un excès
de zèle vis-à-vis d'un Magiftrat dont
l'humanité eft auffi connue que l'eft celle
de M. de Barentin, vertu qui ne le dif-
tingue pas moins que fon intégrité dans
l'adminiftration de la Juftice, qu'il rend
à tout le monde fans acception de per-
fonne, & dont la piété s'attache principalement à fecourir les pauvres, qui ne
font pas moins précieux à l'Etat qu'à
Dieu, fe conformant avec plaifir aux in-
tentions de notre Augufte Monarque,

A iij

qui par la prudence de M. de Machault,
Garde des Sceaux , & Contrôleur Général des Finances , leur a fait fournir gra-
tuitement tous les secours nécessaires au
rétablissement de leur santé ? Aussi le zèle
de M. Vedie fut-il honoré des louanges
qu'il méritoit , non-seulement pour m'a-
voir envoyé sans délai sur les lieux , mais
pour s'y être transporté lui-même plusieurs fois , afin de voir par lui-même le
succès de mes soins. Passons à l'état où
je trouvai les malades qui y furent
confiés.

Ils étoient presque tous baignés de
sueurs abondantes ; leur fiévre communément n'étoit pas considérable ; mais ils
se plaignoient de douleur , ou de pesanteur de tête ; de quelque douleur , & sur-
tout d'un grand resserrement de la poitri-
de ; de maux d'estomac , & de lassitudes
douloureuses dans les membres ; de dé-
mangeaisons , & de picotemens fort in-
commodes à la peau , avant , pendant ,
& même après la sortie des sueurs , des
taches pourprées , des pustules , ou des
boutons miliaires. La plûpart des malades avoit de grandes & continuelles in-
quiétudes , la bouche mauvaise , quelquefois amere , des envies de vomir , une
pesanteur d'estomac , dégoût , ou défaut

d'appetit ; & cependant la langue n'avoit pas coutume d'être chargée , & il n'y avoit ni foif , ni ardeur confidérable. Les malades étoient fort abbatus , & avoient communément le ventre fort ref-ferré.

Quelques-uns ont eu des faignemens de nez , qui leur ont été peu avantageux , quand ils n'ont pas été fort abondans , quand ils n'ont pas paru de bonne heu-re , & qui ont quelquefois continué plu-fieurs heures après la mort de ceux qui ont péri avant mon arrivée.

Dès les premiers jours de la maladie il a paru fur la peau , & particuliérement fur celle de la poitrine , de taches pour-prées , & de petits boutons qui n'étoient pas toujours de la même couleur ; mais quelques-uns étoient blancs , & reffem-bloient à des grains de millet ; ce qui a fait donner à cette fiévre le nom de *mi-liaire*. Au refte la plûpart étoient de la couleur de la peau des malades , laquelle devenoit dans la maladie affez rude au toucher.

Leur vifage , & particuliérement les joues & les yeux , étoient prefque tou-jours rouges & enflammés.

Cette maladie commençoit plûtôt la nuit que le jour : rarement elle attaquoit

des perſonnes fort âgées , ou en bas âge ,
& dans ce cas elle a rarement été funeſte ; elle n'a pas non plus attaqué beaucoup de femmes & de filles d'un âge
moyen , & ne leur a pas été fort perni-
cieuſe. Elle a été beaucoup plus commu-
ne chez les hommes les plus jeunes & les
plus vigoureux , dont elle a fait périr les
uns en quinze ou dix-huit heures ; d'autres après un plus long terme , mais qui
s'eſt rarement étendu au-delà de dix ou
douze jours.

Preſque tous ceux que la maladie a
emportés , ſont morts dans le délire , ou
dans l'aſſoupiſſement , & quelquefois
avec de grands cours de ventre de matié-
res extrêmement puantes. Les cadavres
de ceux qui mouroient , étoient promptement attaqués d'une gangrêne qui produiſoit une ſi mauvaiſe odeur , qu'on
étoit obligé de les enterrer peu de tems
après leur mort.

Telle eſt l'hiſtoire de la maladie que
j'avois à traiter ; mais dont les accidens
m'ont cauſé bien moins d'embarras que
les préjugés dont les malades étoient attaqués ; préjugés bien plus difficiles à détruire dans les campagnes , où l'on a af-
faire à des perſonnes ſouvent peu inſ-
truites ; mais dont on n'eſt point toujours

exempt dans les Villes, où l'on y est communément attaché avec assez d'o-piniâtreté, surtout parmi le menu peu-ple.

L'usage de ces malades étoit de s'accabler sous le nombre des couvertures : plus elles étoient pesantes, plus ils étoient contens ; souvent ils y ajoûtoient, principalement sur les pieds, des habits, des jupons, & même des lits de plume ; ils se gardoient bien de tirer les bras du lit, & de changer de linges à mesure qu'ils étoient trempés par la sueur. Leurs chambres étoient exactement fermées, & souvent il y avoit du feu ; leurs bouillons étoient faits de bœuf & de poule, & salés comme, ou presque comme pour des gens en santé ; ils en prenoient toutes les heures, & souvent plus fréquemment. Le vin avec le sucre, l'eau-de-vie, des sudorifiques, & des cordiaux chauds, étoient continuellement employés ; il y en avoit même qui mangeoient tout ce que leur suggéroit une imagination déréglée, ou ce que leurs parens, ou amis, leur conseilloient.

Il est aisé de concevoir combien une pareille conduite doit être nuisible dans une fièvre inflammatoire, accompagnée d'une pourriture manifeste dans les pre-

mieres voyes ; je veux dire dans l'eſto-
mac & dans les inteſtins. *Plus on nourrit
les corps impurs*, dit le plus grand de tous
les Médecins, *& plus on leur fait de tort.*
Des bouillons ſi ſucculens, & ſi fréquemment répétés, ne pouvoient donc qu'ê-
tre fort nuiſibles, ſous quelque point de
vûe qu'on les enviſage. Auſſi, eſt-ce à
l'excès de nourriture, même la plus ſai-
ne en elle-même, & au défaut des purgations convenables, donnés avec ménagement dès les premiers jours de la maladie, que j'attribue principalement les
abondantes déjections fétides qui épui-
ſoient quelquefois les malades, &c.

Quant au régime échauffant que les
malades ſuivoient, dans la vûe, diſoient-
ils, de faire ſortir le venin, ou d'en empêcher la rentrée, il faut ne point connoître la nature des fiévres, ſurtout inflammatoires, pour n'être pas perſuadé
que rien n'eſt plus pernicieux. Il y a déja long-tems que le judicieux Sydenham
a dit que celui qui a donné le premier l'i-
dée de ce venin, le plus ſouvent imagi-
naire, a été plus funeſte au genre humain
que l'inventeur de la poudre à canon.
Ce venin eſt ordinairement l'effet de ce
régime, en portant l'inflammation dans
toutes les liqueurs ; & il eſt doublement

dangereux dans les maladies accompagnées de pourriture dans les premieres
voyes; parce qu'il les exalte, & les met
dans le cas de paſſer dans le ſang, dont
elles augmentent le déſordre, & la cor-
ruption, s'il en eſt atteint.

Un autre préjugé, pour le moins auſſi
préjudiciable, eſt l'averſion preſque in-
ſurmontable que je trouvai pour la ſaignée, qui eſt cependant le reméde le
plus approprié aux maladies inflammatoires. Le fondement de cette averſion
eſt la crainte de faire rentrer le préten-
du venin, ou d'empêcher ſa ſortie ; &
cependant l'expérience fait foi, que dans
les maladies venéneuſes il n'y a ſouvent point de ſecours plus efficace pour
le faire ſortir. Je parle de celles où l'ardeur de la fiévre rend la peau ſi roide,
qu'elle forme un obſtacle invincible à la
ſortie du poiſon, qui cauſe & entretient
la maladie. Ce n'a pas été ſans peine que
j'ai pris le deſſus ſur ces préjugés, & j'ai
peut-être moins d'obligation d'avoir ren-
du les malades dociles à mes remontran-
ces, à la force de mes raiſons & de la
vérité, qu'à la confiance qu'ils avoient à
M. Legros leur Curé. C'eſt avec bien de
la raiſon qu'ils l'ont donnée à ce digne
Paſteur, lequel n'a rien eu de plus à

cœur que de remplir fcrupuleufement
tous les devoirs de fon état , & qui leur
a été d'un fecours très-efficace par les au-
mônes abondantes & fecrétes qu'il leur
a faites ; qui a même tenu fouvent les
plats , ou les écuelles , dont on fe fervoit
manque de palettes , ou la chandelle ,
quand il fe faifoit des faignées , où les
parens , ou les voifins , ou les amis ne
vouloient pas toujours aider , ni quelquefois être préfens , de crainte de gagner la maladie. Je le répéte , je n'aurois
peut-être pû furmonter les préjugés , fans
le fecours de M. Legros. J'avois cependant , indépendamment des raifons tirées
de la nature des fiévres inflammatoires
& putrides , des obfervations concluan-
tes à faire valoir ; car je pouvois citer
des exemples , pris dans le lieu même ,
de malades affez heureux pour s'être ti-
rés des bras de la mort au moyen des
hémorrhagies abondantes que la nature
avoit produites par le nez , ou par d'autres parties. Je crois auffi que le fort funefte d'une grande quantité de ceux qui
s'étoient traités à leur fantaifie , a beaucoup contribué à la docilité des malades , & qu'ils ont jugé , que mourir pour mourir , autant valoit faire
l'effai d'une méthode oppofée à leurs

préjugés , que de courir les mêmes rif-
ques en la fuivant.

Ainfi la crainte.de la mort , qui augmente toujours , & qui fait fouvent le
feul danger des maladies épidémiques ,
a pû produire un effet falutaire. Mais il
eft tems d'en venir au traitement.

J'ai commencé par interdire l'ufage
de toutes fortes d'alimens; j'ai fait, autant qu'il a été poffible , éteindre le feu,
ouvrir les portes & les fenêtres des chambres qui n'étoient point expofées à un
foleil trop ardent , ni à recevoir un trop
grand rafraîchiffement ; j'ai fait déchar-
ger les malades du poids des couvertures , leur permettant d'en garder une légere , & leur ai non-feulement permis
de tirer les bras hors du lit , mais je leur
ai confeillé de le faire ; que dis-je ? de
fe lever , pour tempérer la chaleur dont
ils fe plaignoient. Il eft vrai que je ne
voulois pas qu'ils fe tinffent trop long-
tems à l'air quand ils étoient foibles ,
mais feulement alors autant qu'il étoit
néceffaire pour faire leur lit , ou pour
rendre un lavement, ou pour aller à la
felle. Je remarquerai même, en paffant,
que j'ai obfervé que ceux qui étoient
couchés fur la plume s'en trouvoient plus
mal , & qu'il feroit beaucoup plus avan-

tageux qu'on pût mettre les malades de ces fortes de maladies , & même aussi de fiévres ardentes ou chaudes, sur des matelats , ou sommiers de crin , ou dans un besoin , sur une suffisante quantité de bonne paille , qui ne fût point dure, ni trop rude.

Je conseillois à ceux qui ne vouloient pas sortir du lit , d'y rester sur leur séant , ou du moins de s'y tenir la tête fort élevée , ayant soin qu'ils fussent garantis des atteintes du froid. Il y a long-tems que j'ai observé qu'en obligeant les malades à sortir du lit , ou de s'y tenir au moins la tête fort élevée , on diminue souvent la fiévre , ou l'on empêche que la tête ne s'embarrasse. Cette attention , toute légere qu'elle puisse paroître , m'a aussi souvent réussi pour dégager la tête quand elle étoit pesante ou douloureuse , quand il y avoit transport , ou assoupissement , avec un pouls grand , dur , ou embarrassé.

Je recommandois soigneusement de changer de chemise , de bonnet de nuit , ou du moins de coëffe de bonnet, & de draps , voulant seulement qu'ils fussent bien nets, & bien secs. Il m'importoit peu qu'ils fussent blanchis depuis peu , ou qu'ils eussent servi à des personnes saines, dout la fueur ou la tranfpiration qui s'y attachent affez fouvent en peu de tems , peuvent devenir contraires aux malades qui s'en fervent alors., malgré les préjugés établis à cet égard chez les gens de la campagne furtout , qui voudroient toujours préférer cette derniere efpèce de linge. Lorfqu'il n'étoit pas poffible de changer de draps , j'en faifois gliffer & étendre fous les malades, ou bien j'y faifois couler des ferviettes , & je faifois bien effuyer les malades. Ces attentions font fondées fur une raifon palpable ; c'eft qu'outre la malpropreté & la maumaife odeur qui leur étoient fort à charge, & à ceux qui en prenoient foin , il arrivoit néceffairement que les pores abforbans de la peau faifoient rentrer dans le fang une partie de l'humeur qui y reftoit attachée , laquelle, par fon refroidiffement , ou par les fels âcres qu'elle tenoit en diffolution, produifoit un fentiment de froid , ou rendoit les malades fort fenfibles au moindre contact de l'air ; ce qui les engageoit à ufer de cordiaux chauds, de vin , &c. ou à avoir recours à la multiplication des couvertures, &c. toutes chofes qui ne faifoient qu'augmenter la maladie , à moins que ce ne fût le cas d'une fueur ou d'une moiteur critique, ou de la fortie du pourpre, ou de boutons miliaires auffi critiques, c'eſt-à-dire, qui fiſſent ceſſer, ou qui du moins diminuaſſent conſiderablement la fiévre, & ſes principaux accidens. Or ces cas ſont extrêmement rares dans cette maladie, & même dans les autres maladies aigues, ſi ce n'eſt dans l'état, & encore bien plûtôt dans le déclin, où la nature provoque quelquefois des ſueurs ou des moiteurs, &c. ſalutaires, & qui ne ſont pas accompagnées d'une chaleur de la peau beaucoup plus conſidérable que celle d'une perſonne ſeine; chaleur, par conſéquent qui ne ſuppoſe qu'une fievre médiocre. Il ſeroit contre le prudence, dans ces cas, de permettre aux malades de ſortir du lit, d'y reſter aſſis, & de changer de linges, à moins que les leurs ne ſoient extrêmement mouillés, ou ne ſe refroidiſſent. C'eſt au contraire le cas d'aider la ſortie de l'éruption quelconque, par l'uſage d'un peu de bon vin, ou de quelques cordiaux chauds, & même de feu allumé, ſi l'air eſt froid, dans la chambre des malades, qu'on peut alors plus couvrir dans leurs lits. Mais il eſt bon d'avertir que ces cas demandent le conſeil, & ſouvent même la préſence d'un Médecin prudent & éclairé, qui di-

rige

rige les remedes dont je viens de parler ,
de maniere qu'il n'en arrive point d'éxal-
tation dans les matieres corrompues qui
peuvent fe trouver dans les premieres
voyes , & dans la maffe du fang & des
liqueurs ; ce qui les rendroit bien plus
malfaifantes , & cauferoit aux malades
plus de mal que l'éruption ne leur pour-
roit produire de bien ; ou bien il pour-
roit en réfulter un dangereux redouble-
ment de fievre , par la fimple raréfaction
du fang & des humeurs , occafionnée par
une trop grande chaleur quelconque.

La boiffon que je fis fubftituer au vin ,
à l'eau de vie , aux cordiaux , étoit une
grande quantité de petit-lait , bien paf-
fé , tiré du fromage , & un peu aigre ,
s'il étoit poffible , que je faifois boire
froid. Il nomment ce petit-lait , *clair de
Lait* ; & je remarque cette expreffion ,
pour prévenir une bévue où fonr tombés
plufieurs d'entr'eux , qui ont pris pour du
petit-lait , du lait entier non caillé. Je
préférois cette boiffon à la tifanne de ra-
cines de fraifier , à de bonne eau fraiche
& pure , ou à de l'eau fannée , que je laiffois cependant prendre au choix des malades , fuivant leur goût ; parce que le
petit-lait leur étoit plus falutaire , & qu'il
pouvoit fouvent leur tenir lieu de bouillon.　　　　　　　　　　　　B

L'acide de ce petit-lait , ou tout autre
acide , fur-tout minéral , fert beaucoup
à éteindre la foif , à rabattre la trop grande raréfaction du fang & des humeurs ,
à prévenir & à diffiper la pourriture.
Mais fi les malades avoient avec la fuette , ou avec quelqu'autre maladie , dans
laquelle dominât beaucoup la pourriture ,
une crife falutaire , ou une pleurefie , une
fluxion de poitrine , ou femblable maladie , ou fimplement une toux importune,
on ne leur donneroit point d'acide quelconque ; s'ils ufoient de petit-lait , il fau-
droit qu'il fût alors pris tiéde , ou du
moins dégourdi , & point aigre.

Quant au bouillon , je le faifois faire
avec le maigre de veau , & fur-tout avec
le jarret , y faifant bouillir quelques lai-
tues , & interdifant abfolument le fel &
tout autre affaifonnement. Au défaut de
bouillon de maigre de veau , ou de poulet , on peut fe fervir d'une légere crême de ris , ou d'orge mondé , ou de
froment , ou de gruau , ou même de
fegle qui eft encore plus rafraichiffant ,
& même , en cas de befoin , d'une décoction de pois ou d'haricots. Toutes ces
crêmes fe préparent en faifant bouillir
fuffifamment quelques unes de ces grai-
nes dans fuffifante quantité d'eau , que
l'on paffera enfuite.

Je ne premettois aux malades d'u-
ser de vin, & de bouillons faits avec
le bœuf & la poule, & un peu de
sel, que quand la chaleur de leur peau
étoit devenue peu considérable, ou
au plus égale à celle d'une personne
en santé : & quant aux alimens solides,
je les interdisois jusqu'à ce que les malades fussent absolument sans fievre,
que l'appétit & le goût leur fussent re-
venus, & qu'ils eussent été suffisamment purgés ; je veux dire, quand leurs
selles n'avoient presque plus de mauvaise odeur ; encore ne voulois-je qu'ils pris-
sent alors des alimens de facile digestion que peu-à-peu, & en augmentant
par degré la quantité, ayant égard à leurs
forces actuelles, à la longueur, à la brié-
veté de leur maladie, & à la quantité
plus ou moins considérable des évacuations naturelles, ou artificielles, qu'ils
avoient souffertes.

Les remedes que j'ai employés pour
combattre, & surmonter cette maladie,
sont en petit nombre, & presque tous
fort simples.

Le premier est la saignée, remede auquel on avoit eu quelquefois recours
avant mon arrivée, mais sans aucun
succès, soit parce qu'on n'avoit point

tiré du fang en fuffifante quantité , ou
parce que ce fecours avoit été adminif-
tré trop tard , à caufe de l'oppofition qu'y
avoient apporté les malades , leurs parens
ou leurs amis , ou parce que fon effet
avoit été contre-balancé d'une part par
un mauvais régime , & d'autre , n'avoit
point été fecondé par les purgations , les
rafraichiffemens , le changemens de linge , &c. tous fecours contre lefquels les
malades étoient trop prévenus , & defquels dépend cependant fon bon effet ,
fur-tout quand il y a diffolution putride
dans le fang , ou même de fimples matieres corrompues dans les premieres
voyes , où elles s'exaltent & deviennent
bien plus malfaifantes , à moins qu'on
ne les évacue promptement. Mais ces
raifonnemens faifoient peu d'impreffion
fur des gens qui n'envifageoient que l'é-
corce des chofes , & qui reprochoient à la
faignée fon infuffifance , fondés fur des
obfervations infidelles , & qu'ils n'é-
toient point en état de faire avec plus
d'exactitude. Je vins cependant à bout de
déterminer les malades à fe faire faigner ;
en leur faifant remarquer les hémorrhagies falutaires qui étoient arrivées ; en
leur repréfentant que le défaut de faignées étoit en partie la caufe de la gan-

grêle qui s'emparoit si promptement des cadavres des personnes mortes de ces maladies ; enfin , en les assûrant que ce remede , bien administré , & secondé par d'autres secours , m'avoit toujours réussi dans des cas semblables , desquels je leur fournissois d'ailleurs des preuves bien convaincantes , en leur en faisant voir des histoires imprimées & approuvées ; telles que le Traité de la saignée par M. Quesnay , imprimé en 1736. & la Méthode de M. Boyer , imprimé à l'Imprimerie Royale.

Lorsque je trouvois les malades dociles , je ne perdois pas de tems , & je faisois tirer la valeur de quatre ou cinq bonnes palettes de sang du bras , quelquefois plus , quelquefois moins , suivant leurs forces. J'ai pourtant observé que leur prompt affoiblissement n'a point eu de mauvaises suites ; au contraire , la foiblesse dans laquelle quelques-uns sont tombés , & dont d'autres ont été menacés , dans le tems de la saignée , ou peu de tems après qu'elle a été faite , a été dissipée sur le champ , & plus souvent encore empêchée par le simple abbaissement de leur tête , & par quelques verrées d'eau fraiche , ou de petit-lait , jettées sur leur visage , ou que je leur faisois avaler.

Le sang, quoique suffisamment refroidi dans des écuelles, ou dans d'autres vaisseaux profonds, les plus convenables pour reconnoître sa disposition, a toujours paru d'un beau rouge, ou fort vermeil, souvent écumeux, se fendoit & se déchiroit très facilement, & étoit assez fourni de sérosité, ou d'une eau roussâtre ou rougeâtre.

Lorsque les malades n'avoient pas le pouls fort grand, ou dur, & sur-tout quand ils n'avoient ni douleurs considérables de poitrine, d'estomac, de bas-ventre, de tête, ni transport, ou d'autres accidens qui me fissent craindre l'inflammation de quelque viscere, je ne faisois gueres réiterer la saignée ; encore la seconde étoit-elle moins forte que la premiere. Je n'ai jamais passé la troisiéme ; c'étoit pour une personne jeune & vigoureuse, dont les accidens étoient menaçans. Communément, il ne falloit pas repeter si souvent ce remede pour les faire totalement disparoître, ou du moins pour les diminuer assez pour n'en avoir plus d'inquiétude.

Quant aux femmes grosses, on peut les saigner suivant le besoin ; mais il ne faut pas leur prescrire des saignées aussi amples qu'on le feroit si elles n'étoient

point groffes. Il faut auffi avoir plus
de ménagement pour elles dans l'u-
fage des remedes dont je vais parler.

Environ une heure & demié après la
premiere faignée, quelquefois fans avoir
fait précéder ce remede, comme il arrivoit lorfqu'il ne me paroiffoit point indif-
penfable, à quelque heure que ce fût du
jour, ou de la nuit, que les maladies euffent ou non l'eftomac plein d'alimens,
je faifois diffoudre dans un peu d'eau ou
de petit-lait, cinq ou fix grains de tartre
ftibié, qu'on verfoit enfuite dans quatre
ou cinq bonnes verrées d'eau fraiche ou
de petit-lait, que je faifois prendre peu-
à-peu; les deux premieres à la diftance
d'environ trois quarts d'heure, jufqu'à
ce que les malades euffent fuffifamment
vomi. Si ce remede ne leur faifoit pas
rendre au moins une ou deux verrées de
bile, je leur faifois boire beaucoup d'eau
chaude, & même peu d'heures après je
réitérois la prife du tartre ftibié dont je
viens de parler, & dont j'augmentois
quelquefois la dofe, quand j'avois à faire
à des malades qui avoient l'eftomac chargé d'alimens depuis peu, ou qui étoient
fort difficiles à faire vomir, ou enfin qui
fuoient beaucoup, foit par la nature de

Leur maladie , ou du mauvais régime auquel ils s'attachoient avec opiniâtreté ;
ce qui rendoit sudorifique le tartre stibié , & plus encore le kermes minéral ,
que je fus obligé d'abandonner pour
cette raison , à cause de la dissolution que
ce remede causoit dans les matieres corrompues , lesquelles passant dans le
sang , au lieu de sortir hors du corps ,
en augmentoient ou renouvelloient la
fonte. Et comme le kermes minéral a
naturellement de la disposition à devenir
sudorifique , je m'abstins entierement de
son usage , à moins qu'il n'y eût complication de gros rhumes , ou de fluxions
de poitrine , ainsi qu'il s'est trouvé chez
deux vieilles femmes. Il est indispensable
d'avoir égard à ces cas de complication ,
& l'on est quelquefois obligé de traiter
particulierement les maux ou les accidens
les plus considérables qui pressent da-
vantage. Tout l'art consiste alors à employer des remedes qui puissent enlever
ces accidens étrangers , sans nuire au
fond de la maladie.

J'ai déja dit qu'il faut avoir des ménagemens pour les femmes grosses. Il ne
faut point leur donner l'émétique , mais
se contenter de leur faire prendre de
simples purgatifs , point violens , ni irri-

tans

tans , à moins que leur vie ne soit dans un danger imminent , qui permet , ou oblige , de donner quelque chose au hazard. Car je regarde le vomissement comme fort dangereux dans cet état, & sur-tout depuis le commencement de la grossesse jusqu'aux quatriéme mois , & depuis le septiéme jusqu'à la fin , l'enfant étant alors plus aisé à détacher. Au reste ce n'est pas sans regret qu'on voit les femmes grosses privées de ce secours , qui faisoit rejetter beaucoup de bile par la bouche , & rendre par les selles une très-grande quantité de matieres , d'abord fort épaisses , & toujours de très-mauvaise odeur , dont l'évacuation produisoit un mieux sensible.

L'opération de ce remede étant achevée depuis quelques heures , je faisois réitérer la saignée , lorsque les circonstances l'exigeoient ; mais je me trouvois ordinairement beaucoup mieux de l'usage continué du tartre stibué en eau minérale , dont je diminuois la dose , n'en mettant que quatre ou cinq grains dans huit ou dix verrées de petit-lait , ou d'eau fraiche , ou d'eau panée bien coulée , de peur que le tartre stibué ne s'atachât au pain ; j'en faisois prendre un verre , environ de trois en trois quarts-d'heure.

C

Cette pratique à produit de très bons effets , fur-tout quand les felles des malades étoient épaiffes , ou fentoient fort
mauvais ; ou quand il y avoit douleur ou
pefanteur de tête , ou tranfport au cerveau , ou affoupiffement. Dans ces deux
derniers cas , principalement dans l'affoupiffement , j'étois mêm quelquefois
obligé d'augmenter confidérablement &
par dégrés la dofe du tartre ftibié ;
ce qui arrivoit lorfque les malades ne
vouloient point prendre de lavemens
ou d'autres purgatifs ; & quand le tranfport , & encore plutôt l'affoupiffement
où étoient les malades , diminuoient
beaucoup , ainfi qu'ils ont coûtume de
faire en pareil cas , l'action de ce remede , comme ils font celle de tout autre
purgatif , & même des lavemens. Les
purgatifs que je faifois prendre pour aider l'action des émétiques , étoient une
légere infufion de féné , où je faifois
diffoudre la manne , & le fel de feignet-
te , remedes incapables de produire
alors une augmentation confidérables de
chaleur. Je faifois prendre auffi quelquefois la manne & la rubarbe , ou le
catholicon double , lorfqu'il y avoit cours
de ventre , mais fans douleurs vives ou
continuelles du ventre.

Je faisois prendre des lavemens le plus
qu'il étoit possible ; ce remede étant fort
propre pour débarrasser la tête , & pour
aider l'action du tartre stibué en eau minérale , ou de tout autre purgatif , & d'ailleurs étant indiqué par le grand & fré-
quent resserrement du ventre des malades. Mais il étoit quelquefois impossible
d'y avoir recours , faute de seringue , ou
de gens qui sçussent s'en servir ; quelquefois aussi faute d'avoir le tems d'instruire
à les donner, à cause de la quantité de malades que M. Duclos , Maître Chirurgien établi à Dourdan , & moi , étions
obligés de voir , souvent plusieurs fois
par jour , & dans un grand nombre de
hameaux ou de censes éloignés les uns
des autres ; ce qui nous donnoit beaucoup de peine pour leur donner les pres-
sans secours dont ils avoient besoin ,
& pour détruire leurs anciens préjugés.

En suivant exactement la méthode que
je viens de décrire , j'ai été rarement
obligé d'avoir recours à la saignée du
pied , ou aux vesicatoires , qu'on appli-
que avec beaucoup de succès dans les as-
soupissemens qui ne sont point accom-
pagnés de fievre ou de chaleur considérables , les accidens étant ou préve-

nus ou promptement diffipés par ma
pratique ; & j'ai eu la fatisfaction de
voir guérir tous ceux qui ont été confiés à mes foins, au nombre de près de
quatre-vingt, fi l'on en excepte un ou
deux, auprès defquels je n'ai été appellé
que fort tard , & qui d'ailleurs n'ont
point voulu renoncer entierement aux
préjugés dont j'ai parlé. Les perfonnes
malades que j'ai fait faigner, purger ,
raffraichir, mettre à leur aife dans le lit ,
&c. avant la fortie de la fueur, du pourpre, des boutons, des puftules miliaires,
en ont été exemptes, & prefque toutes
guéries dans deux ou trois jours.

La Paroiffe de Sermaife n'a point été
la feule où ma méthode ait réuffi ; plu-
ficurs des environs, où la même maladie s'eft répandue, & où la terreur qui
l'avoit devancée ne l'auroit peut-être pas
rendue moins funefte, s'en font égale-
ment bien trouvées. J'obfervai cependant pour n'avoir point de plus redouta-
bles accidens à combattre, de ne point
dire que c'étoit de la maladie qui regnoit
à Sermaife que les malades étoient attaqués.

Bien des gens fe perfuadent , que les
Medecins ne fe garantiffent des maladies
contagieufes, qu'au moyen de quelques
préfervatifs ; mais il faut leur apprendre

notre fecret. Nous fommes exempts de la cr-inte, & notre régime dans le tems de ces maladies eft plus exact que ja-mais; nous ne mangeons ni ne buvons, nous tâchons même de ne pas avaler no-tre falive, dans les endroits où l'air eft fort mauvais; nous lavons, ou du moins nous effuyons bien, nos mains, après avoir tâté le pouls des malades, fur-tout quand ils fuent, ou quand nous fuons nous-mêmes, ou quand nous fommes fort échauffés. Dans ces circonftances, nous tâchons d'attendre un moment avant que de leur tâter le pouls, ou de leur toucher fimplement la peau, & mê-me d'approcher de fort près d'eux; nous ne refpirons point de près ni long tems leur haleine; nous changeons fouvent de linges; nous prenons plûtôt un peu moins que plus de bons alimens & de facile di-geftion; nous évitons même les boiffons trop échauffantes; nous faifons de notre mieux pour entretenir notre corps dans un état de chaleur tempérée. Avec ces précautions, M. Legros, M. Duclos & moi, nous nous fommes toujours bien portés à Sermaife. Cependant nous nous affeions quelquefois fur le bord des lits des malades, afin de les confoler, & de pouvoir diffiper la crainte & la terreur où

étoient la plûpart des perfonnes faines, qui n'ofoient fouvent en approcher,
de peur de gagner la même maladie.

Quant aux préfervatifs qui fe font ac-
quis quelque réputation, comme le vinaigre des quatre voleurs, le camphré,
le thériacal, celui où on a fait infufer des
feuilles de rue, ou d'abfynthe, ou autres
plantes d'odeurs fortes ; les eaux ou les
teintures fpiritueufes des plantes aroma-
tiques, dont on fe frotte le nez & les
temples, qu'on refpire, ou même dont
on avale un peu ; les parfums qu'on em-
ploye, comme l'encens, le genièvre, le
foufre, le vinaigre, &c. brûlés dans
un réchaut ; ils ne font fouvent d'autre
effet que d'empêcher de fentir la mauvaife odeur des malades, ou des chofes fétides qui en fortent, &c. & peut-être que
diffiper la crainte par la confiance qu'on
y a. Or, je l'ai déjà dit, rien n'eft plus
propre que la crainte à caufer des maladies épidémiques, comme je l'ai obfervé une infinité de fois en France & dans
les pays étrangers, & fur-tout en tems
de guerre, particulierement dans les
villes affiégées ou bombardées, ou feulement menacées de l'être, & dans les endroits expofés aux malheurs de la guerre, ou qui en font menacés par rapport
au voifinage de ce fléau.

J'ai déjà dit que ce n'étoit pas pour la premiere fois que la méthode que je viens d'expoſer m'a réuſſi. Je me bornerai à citer ici la Paroiſſe de Nogent-Lartaud, ſituée dans l'Election de Château-Thiery, Intendance de Soiſſons. Il y régna en 1739 une fiévre pourprée & miliaire, qui avoit été funeſte à preſque tous ceux qu'elle avoit attaqués avant mon arrivée, & qui céda promptement à la méthode que je viens de détailler.

Obſervations diverſes, très-intéreſſantes pour le traitement de toutes les maladies, ſurtout épidémiques.

Lorſqu'on eſt appellé pour traiter ces maladies dont on ne connoît pas bien le caractère, il faut d'abord les traiter ſelon l'indication, avoir beaucoup d'attention à approfondir leurs cauſes, leurs ſymptômes, ou accidens, à connoître le tems de l'année, l'air, ſurtout la nature des alimens & des boiſſons qu'on a pris, les paſſions dangereuſes, comme la crainte, &c. qui précédent & accompagnent ces maladies, le tempérament, l'âge des malades, même les grands & les prompts changemens de l'air, de chaud en froid, & de froid en chaud, de ſec en humi-

de , & d'humide en fec , il faut auffi connoître fi l'air eft infecté de vapeurs putrides quelconques , ou autres malignes ,
qu'on a refpirées , s'il y a eu de grandes
fatigues , ou une oifiveté non accoutu-
mées, fi l'on apris, une trop grande quantité de bons alimens, ou fi on en a pris
moderément ; mais, à contre-tems , je
veux dire fans appétit , & furtout ayant
l'eftomac chargé , la bouche & des
rapports mauvais , ou même ayant
la fiévre. On peut voir fur cette importante matiere, dans les Mémoires de l'A-
cadémie Royale des Sciences , années
1746 , 1747 , 1748 , les utiles obfervations que M. Malouin rapporte
avec toute la précifion & toute la can-
deur poffibles , dans l'Hiftoire des maladies épidémiques , obfervées à Paris
pendant les années ci-deffus mention-
nées.

On obfervera furtout ce qui a paru
produire de bons ou de mauvais effets
fur un grand nombre de perfonnes, fans
fe laiffer féduire par quelques cas parti-
culiers , qui ne doivent point faire une
règle générale , parce que le hazard , ou
la force des tempéramens , ou la légé-
reté de la maladie, y ont quelquefois plus
de part que le fçavoir ou la prudence du

Médecin , qui eſt le miniſtre , & non pas le maître de la nature.

Pluſieurs malades périſſent après avoir été ſaignés , purgés , échauffés , rafraîchis , &c. parce qu'ils ne l'ont pas été aſſez ou à tems , ou parce qu'ils n'ont pas obſervé une diette , ou gardé le repos du corps & d'eſprit convenables ; toutes choſes cependant qui doivent concourir à la guériſon des malades , & dont l'abus ou la négligence les expoſent à de grands dangers , & ſouvent même les font périr. Ainſi il ne faut pas toujours pour cela abandonner ces remédes ni ce régime.

Un peuple groſſier & ignorant , & beaucoup d'autres perſonnes de différens états & conditions , qui ſont pleins de préjugés , & qui ne jugent des choſes que par leur apparence , ſans pouvoir en approfondir les cauſes , dont la connoiſſance paſſe leurs lumiéres , condamnent ſouvent très-mal à propos un Médecin , & gardent pendant toute ou preſque toute leur vie , une répugnance invincible pour les ſaignées du pied , par exemple , les émétiques , &c.

Cette répugnance leur vient de ce qu'ils ont vû adminiſtrer ces remédes ſans ſuccès ; & ces remédes n'ont pas

réuffi , foit parce qu'ils n'ont pas été employés à tems , ou avec les précautions
requifes ; foit parce que la maladie étoit
par elle-même incurable , ou le tempérament mauvais , &c.

On doit auffi faire , s'il eft befoin , de
fréquentes ouvertures de cadavres de perfonnes mortes de ces maladies , afin de
pouvoir juger par les inflammations , les
fuppurations , les exulcérations , les gan-
grênes des vifcères , les vers , la coagu-
lation , ou la diffolution du fang & des
humeurs , quels doivent être les remedes
qu'on doit employer dans ces circonftances.

En tout tems , en tout pays , en toute
forte de tempéramens & de fiévres , il
faut (excepté dans celles qui font accompagnées de pourriture ou de vers) lorfqu'il n'y a aucun accident preffant , ni à
craindre , après avoir faigné & purgé ,
fuivant le befoin ; il faut , dis-je , réduire
& contenir la fiévre & la chaleur dans de
juftes bornes , c'eft-à-dire que la chaleur
foit plus forte de quelques dégrés que la
naturelle , jufqu'à ce qu'il paroiffe quelque crife falutaire , à laquelle il faut laiffer un libre cours , fi elle eft fuffifante ;
& qu'il faut augmenter fi elle ne laiffe
pas , ou jufqu'à ce qu'il paroiffe des fi-

gnes de coction dans les urines.

Alors il faut bien se donner de garde de troubler la nature par un usage indiscret de saignées, d'émetiques, de purgatifs, de rafraîchissans, & même de lavemens quelconques.

La bonne & l'unique, ou presque l'unique Médecine, consiste en tout tems & en tous lieux, à rafraîchir ce qui est trop chaud, & à échauffer ce qui est trop froid; à dessécher ce qui est trop humide, & à humecter ce qui est trop sec; à fortifier ce qui est trop foible, & à affoiblir ce qui est trop fort; à vuider ce qui est trop plein, & à ôter ce qui est étranger & nuisible, & quand on ne peut le corriger ; à remplir ce qui est trop vuide, à ramollir ce qui est trop dur, & à durcir ce qui est trop mou; à fondre ce qui est trop épaissi, & à épaissir ce qui est trop fondu; à adoucir ce qui est trop âcre, ou trop aigre; enfin à rétablir le mouvement & l'ordre naturel & convenable des liquides & des solides, ce en quoi consiste la santé.

Toutes ces diverses considérations demandent presque toujours la présence d'un Médecin sçavant & prudent, parce que les moindres fautes, ou l'oubli même de quelque chose importante, peuvent

être funestes aux malades, comme je l'ai
vu arriver bien des fois dans différens
pays, différens climats, différens tems,
sur différentes Nations, & dans divers
tempéramens; & comme on peut s'en
instruire par la lecture de l'Economie ani-
male par M. Quesnay, ou par celle de
la Médecine de l'Esprit par M. le Camus.

Souvent aussi j'ai eu occasion d'éprou-
ver, que généralement parlant, il falloit moins saigner dans les pays & dans
les tems chauds, surtout humides, que
dans les tempérés, dans les secs & dans
les froids, principalement quand le sang
des malades, tiré avec des ménagemens
convenables, & refroidi dans des palettes, ou dans d'autres vaisseaux profonds, n'étoit point coenneu, ni dur,
ni sec, ou presque sec, & quand les selles des malades sentoient trop mauvais;
& qu'au contraire la purgation adminis-
trée avec prudence y produisoit de très-
bons effets.

Il m'a paru aussi plusieurs fois important de changer les formules des remédes, & d'en augmenter les doses par de-
grés, parce que la nature s'y accoutu-
mant ils opéroient peu, & souvent ne
produisoient aucun des effets salutai-
res que j'avois lieu d'en attendre.

Histoire des fiévres pourprées , putrides, vermineuses , malignes , épidémiques ; où je fais , par occasion , des remarques importantes sur le traitement des maladies inflammatoires en général , & sur quelques points intéréssans de la pratique.

Pendant le mois de Janvier de l'année 1751 , M. Goupil , Avocat en Parlement , & Bailli de Merobert, Terre appartenante à M. le Maréchal de Balincourt , située dans l'Election de Dourdan , Généralité d'Orléans , me pria de donner mes soins à un grand nombre de malades , presque tous pauvres , attaqués d'une maladie très-grave, dont M. Vedie , Subdélégué à Dourdan , ne fut instruit qu'après qu'elle fut heureusement terminée. Je trouvai trois fois plus de femmes & d'enfans malades que d'hommes. Il en étoit mort trois avant mon arrivée , tous trois dans le délire & l'assoupissement , & l'on avoit observé sur leur peau des éruptions pourprées , &c. ils avoient saigné du nez presque tous jusqu'au tombeau. Ces morts répandirent la terreur dans tout le pays , où l'on n'avoit point oublié que quel-

-ques années auparavant il mourut en peu de tems près de cinquante perfon-nes d'une maladie de même nature , ou peu différente.

Le pouls de ces malades étoit commu-nément plein & dur : ils avoient prefque tous la langue très chargée , tantôt fé-che , & tantôt humide , une toux , de vi-ves douleurs de tête & de gorge ; ils ren-doient prefque tous des vers , avoient la bouche mauvaife , un grand abbattement, fouvent des fueurs abondantes , & un cours de ventre , ou au moins ils ren-doient des excrémens de très-mauvaife odeur.

M. Dargens , Chirurgien du voifina-ge , qui les avoit traités , m'a affuré que ceux qui étoient morts avoient refufé de fe faire faigner & purger fuffifamment , & qu'ils avoient mangé de la foupe & des œufs , bû du vin & du lait. Or, rien n'eft plus contraire que le lait & les œufs dans les fiévres continues putrides , qu'el-les foient verminufes , ou non.

La maladie étant évidemment une fié-vre inflammatoire , putride , verminufe & pourpréé , je n'ai point balancé à fai-re faigner promptement les malades du bras & du pied , obfervant de faire cou-ler le fang dans les vaiffeaux profonds ,

précaution nécessaire pour que les parties qui le composent ayent le tems de
prendre, en se refroidissant, la place
convenable à leur pesanteur specifique,
ce qui n'arrive point quand le vaisseau
est trop plat, parce que le sang se fige
trop tôt, ni quand le sang bave le long
du bras. C'est ce qui empêche souvent
qu'il ne paroisse sur le sang une coën-
ne, qui se trouve presque toujours sur
celui des gens du commun, à cause des
alimens grossiers qui leur servent de
nourriture, & des violens exercices aus-
quels leur état les assujettit, & qui dissi-
pent la sérosité du sang. Mais lorsque le
sang paroît rouge & vermeil, les malades, ou leurs parens, ou leurs amis, per-
suadés qu'il est très-bien constitué, re-
fusent souvent avec opiniâtreté de leur
en laisser tirer, ou du moins de le faire
suffisamment, ce qui rend leurs maladies
mortelles, ou pour le moins beaucoup
plus longues & plus dangereuses. On peut
voir sur cette importante matiere une
très-grande quantité d'observations dans
le nouveau Traité de la Saignée par M.
Quesnay.

Le sang m'ayant donc paru coenneux,
ou du moins dur à la surface, j'ai fait réitérer les saignées, suivant le besoin : je

les ai fait faire amples dans le commencement aux personnes fortes & vigou-
reuses, & je n'ai cessé de faire saigner
les malades qu'après une diminution notable de la fiévre, & des autres accidens,
& un ramolliffement confidérable dans
le pouls. Au reste je n'ai jamais été obligé de faire ouvrir la veine plus de cinq
fois, encore ne fut-ce que dans un feul cas.
C'étoit celui d'une jeune femme affez ro-
bufte, dont la fiévre & les accidens furent les plus violens de tous ceux des malades que j'ai traités dans cet endroit. Elle
avoit le pouls plein & fort, le vifage &
les yeux enflammés, une grande douleur
de tête, & une inflammation de la luet-
te, où il parut, dez les premiers jours de
la maladie, une efcarre brune, & plufieurs ulceres, qui ont cédé à un gargarif-
me compofé avec la décoction d'orge
d'aigremoine, & le miel.

Les fueurs, les taches pourprées, les
puftules ou boutons de même nature,
les cours de ventre, & même les parotides qui paroiffent fouvent, n'étant
point critiques, loin de m'empêcher la
faignée & la purgation, &c. étoient autant de motifs qui m'engageoient à les
confeiller, afin de calmer le plus promptement qu'il étoit poffible la violence de

la

là fiévre , & d'évacuer les matieres putrides qui étoient dans les premieres
voyes ; fruits des mauvais alimens &
des eaux mal-faines dont les malades
avoient fait ufage pendant leur fanté , ou
des alimens falutaires qu'ils avoient pris
pendant leur maladie , ou même du vin ,
& des cordiaux , ou des fudorifiques
chauds, dont ils ufoient malgré la fievre ;
ce qui , joint à la terreur , à l'excès des
couvertures dont ils s'accabloient , au
grand feu qu'on faifoit dans les chambres des malades , dérangeoit entierement leur digeftion , augmentoit la pourriture , & occafionnoit les fueurs, & tous
les autres accidens dont je viens de parler.

J'ai déjà dit que plufieurs malades
avoient eu des parotides , c'eft-à-dire ,
des inflammations , ou abfcès , auprès des
oreilles. Cet accident , fymptomatique
comme les autres , m'a paru mériter
une attention & un traitement particu-
liers. Il faut y faire , prefque dez qu'elles paroiffent , des incifions profondes ,
afin de les dégorger promptement , &
d'empêcher qu'elles ne refluent dans le
fang ; car alors elles fe jettent fouvent fur le poumon , au grand danger des malades , à moins qu'on ne foit

affez heureux pour le détourner par de prompres & amples faignées , par une diete , des boiffons convenables , & une ou plufieurs prifes d'émétique , données à propos ; notamment , par l'application d'emplâtres veficatoires aux endroits où elles avoient paru originairement. D'autres raifons doivent encore déterminer à traiter ainfi ces parotides , la crainte que la grandeur de leur inflammation n'étouffe les malades , ou ne leur caufe un tranfport , ou un affoupiffement dangereux ; enfin , pour prévenir la carie des os voifins , que peut leur caufer une fuppuration fourde , &c. ou même pour empêcher que le reflux de cette fuppuration dans le fang ne devienne la caufe d'une fièvre étique , qui eft prefque toujours mortelle. Reprenons le traitement des autres accidens.

Pour rabbattre l'effervefcence fébrile de toutes parts, je ne laiffois du feu dans les chambres , & des couvertures fur les malades, qu'autant qu'il en falloit pour les garantir du froid ; & je continuois ce traitement jufqu'à ce que la grande ardeur de la fievre fût amortie , & qu'il furvînt une fueur, ou une moiteur, critiques , c'eft-à-dire, qui fît ceffer , ou qui diminuât confidérablement la fievre , &

les accidens les plus confidérables.

J'employois encore, pour parvenir au même but, une grande diette, beaucoup de boiſſons appropriées, des bouillons fort legers, & de fréquens lavemens, ſur-tout quand il y avoit pareſſe du ventre ; & quand j'y avois réuſſi, je faiſois prendre aux malades, à quelque heure que ce fût, du jour, ou de la nuit, les momens étant extrêmement précieux, une doſe convenable de tartre ſtibié en eau minérale, ſoit dans leur tiſanne, qui étoit faite d'orge, de régliſſe, de guimauve & de chiendent ; ou dans de l'eau panée, & bien paſſée, ſuivant la méthode que j'ai décrite ci-devant dans l'hiſtoire de la ſuette. J'ai même été obligé pluſieurs fois de recourir au même remede peu de tems après ſon opération, quand il n'avoit pas ſuffiſamment évacué par le haut & par le bas. Quoi qu'il en ſoit, il leur faiſoit ſouvent jetter des vers, & produiſoit des ſelles de matieres très-fétides, ſuivies d'une diminution notable des accidens. Quelques heures après l'opération du remede, je faiſois réitérer la ſaignée, s'il en étoit beſoin, & j'y revenois encore les jours ſuivans, lorſqu'elle me paroiſſoit indiquée, & que

je ne trouvois point de danger à affoiblir
les malades.

La groffeffe n'eft point une raifon qui
empêche de faire tirer du fang pref-
qu'autant que s'il étoit queftion des hommes , à l'exception du pied ; on en peut
quelquefois tirer , fi le befoin eft
preffant ; mais elle doit empêcher de
rifquer l'émétique , auquel il faut fubftituer des purgatifs convenables , comme
je l'ai remarqué dans l'hiftoire de la fuette.

Il faut obferver , que , malgré les évacuations que j'avois procurées , l'eftomac
des malades reftoit quelquefois chargé ,
& qu'ils avoient des envies de vomir.
J'examinois alors fi ces accidens ne ve-
noient point de la force de la toux , ou
d'un friffon , ou de douleurs vives , fi-
xes & continuelles de l'eftomac , ou de
quelqu'autre partie du bas-ventre , ou
de l'effet d'une faignée. Les vomiffemens
peuvent auffi être occafionnés par la fortie difficile des dents ; on le connoît par
la douleur, & fouvent par la rougeur &
le gonflement des gencives , où l'on a
coutume de porter les doigts.

Quand on apperçoit une tache blan-
che à l'endroit de la gencive , que la
dent eft fur le point d'ouvrir , une petite incifion qu'on y fait avec la pointe

d'une lancette ou d'un biftouri, ou même dans un befoin avec un ongle fuffifamment long, a coutume de faire promptement ceffer ces vomiffemens, les cours
de ventre, les convulfions, & la fiévre
même, qui naiffent de la douleur qu'oc-
cafionne la fortie difficile d'une dent,
furtout fi on a attention d'appliquer fur
l'endroit douloureux de la gencive de la
crême, ou du beurre frais non falé, ou
de l'onguent *populeum*, ou autre femblable émollient. Il faut auffi obferver
alors un régime de vie peu nourriffant,
humectant, adouciffant & rafraîchif-
fant, comme celui de petit lait, ou clair
de lait, tifanne de guimauve & de graine
de lin, bouillon de poulet ou de maigre
de veau, ou femblable. On employera
encore des lavemens émolliens, &
l'on pratiquera quelques faignées, pro-
portionnellement à la grandeur, à la du-
reté ou à l'embarras du pouls, & à la
grandeur des accidens, qui deviennent
fouvent mortels, quand ils font mal
traités ou négligés.

Dans ces circonftances il feroit fouvent pernicieux, fur-tout dans celle
des douleurs dont je viens de parler,
de donner l'emétique, comme on le
fait quelquefois mal-à-propos. Mais,

lorſque j'étois convaincu que la du-
rée des accidens avoit pour cauſe de
mauvaiſes humeurs , je revenois à l'eau
minérale , je veux dire , au tartre ſtibié ,
donné comme il a été dit ; ou s'il n'y
avoit qu'une ſimple tenſion du ventre
ſans douleurs conſidérables , & même
quand les dernieres ſelles ſentoient toujours très-mauvais , je donnois quelque
purgatif doux , comme une légere décoction de caſſe & de ſéné, où je faiſois
diſſoudre la manne & le ſel de ſeignette ,
augmentant ou diminuant la doſe , ſuivant l'indication. Quand il y avoit des
cours de ventre de matieres fort puantes , j'employois la manne & la rhubarbe , ou le catholicon double ; & même ,
ſi les malades avoient une averſion déci-
dée pour les purgatifs , j'y ſubſtituois une
eau minérale légere , je veux dire , une
boiſſon faite avec environ deux livres de
leur tiſanne , ou d'eau panée bien paſſée ,
où je faiſois diſſoudre , à leur inſçu ,
trois ou quatre grains de tartre ſtibié, pour
prendre par verrées , environ de trois en
trois quarts d'heure ; boiſſon qu'ils prenoient ſans ſçavoir qu'il y eût du tartre ſtibié, qui, étant ainſi donné à petite doſe, &
de loin à loin , n'étoit pas capable de leur
cauſer alors le vomiſſement.

Il ne me reste plus qu'à faire observer, que quand les malades étoient fort foibles, & qu'ils avoient le pouls mou & petit, peu de chaleur à la peau, souvent moins qu'en état de santé, & cependant qu'ils avoient besoin d'être évacués par le haut ou par le bas, je leur faisois prendre le tartre stibié, ou autres purgatifs, dans de bon vin, ou dans quelque potion cordiale, dont je leur donnois quelques verrées pendant & après leur effet, pour soutenir, souvent même pour ranimer, leurs forces; & je continuois à les purger de la sorte de deux jours l'un, quelquefois plus souvent, & presque continuellement, avec le tartre stibié donné ainsi à petite dose de loin à loin, ou avec d'autres purgations convenables, si leurs selles sentoient toujours tres-mauvais, comme je le faisois aussi pour les autres malades dont les selles étoit tres-puantes; parce qu'une très-petite quantité de ces matieres sert comme de levain pour communiquer sa mauvaise qualité à la bile, & aux différentes humeurs, qui se rencontrent dans les premieres voyes, aux boissons & aux bouillons, & à bien plus forte raison aux alimens, quoique de facile digestion, & pris alors même en fort petite quantité, qu'on ne doit donner.

que quand les malades font fans fievre ,
ayant la bouche bonne , la langue point
ou peu chargée , du goût & de l'appétit ,
& que leurs felles ne fentent pas fi mauvais qu'en état de fanté.

Comme il y avoit des vers chez la plûpart d'entr'eux , j'ordonnois dans l'in-
tervalle des purgations , ou du tartre
ftibié , ou des bols vermifuges faits avec
dix grains de mercure doux , douze grains
de rhubarbe en poudre , & autant de *fe-
men contra* , incorporés dans une fuffifante quantité de fyrop de chicorée ,
compofé de rhubarbe ou à fon défaut
dans du miel , pour prendre en deux fois ,
l'une le matin , l'autre quatre ou cinq
heures après midi , les faifant envelop-
per dans du pain à chanter , & faifant
avaler par-deffus un verre de tifanne , ou
d'eau panée.

J'ai déjà dit , que je faifois obferver aux
malades un régime de vie fort exact ,
jufqu'à ce que leur fievre fût entierement
paffée , & qu'ils euffent été bien purgés.
Tant que la fievre étoit forte , cinq ou
fix bouillons étoient le partage de vingt-
quatre heures ; enfuite j'en permettois
de plus forts & de plus fréquens. Je les
faifois purger de tems en tems dans la
convalefcence , pour éviter des rechû-

rés , toujours très-dangereuses , & sur-
tout après les fievres putrides. Je leur
recommandois , pour la même raison ,
de prendre plûtôt moins que plus des alimens les plus sains , les plus faciles à di-
gérer , & les plus nourrissans , comme
soupes , panades assez claires , œufs à la
coque, *&c.* & de ne point s'exposer trop
tôt à des travaux ou à des exercices fa-
tiguans, ni au froid. Avec ces attentions il
ne m'est mort aucun malade , malgré le
grand nombre que j'ai traités.

Il s'en est trouvé qui pendant la force
de leur fievre ont eu la peau fort rouge ,
& quelquefois gonflée , & assez rude sur
toute l'habitude du corps , qui s'est pelée
pendant & après leur convalescence. Ils
avoient pourtant été saignés , ou ils
avoient eu d'abondantes hémorrhagies
critiques , que j'avois laissé continuer ,
parce qu'elles tenoient lieu de saignées.
D'autres , après un nombre suffisant de
saignées & de purgations , ont été totalement guéris par des sueurs ou moiteurs
critiques , qui leur sont survenues, principalement après le sept de leur maladie.

J'ai expressément défendu à ces malades l'usage du vin , & bien plus encore
celui de l'eau-de-vie , & de toute autre
liqueur spiritueuse , tous les cordiaux

chauds , & même la trop grande chaleur qu'on entretenoit dans leurs chambres , & le trop de couvertures , ayant toujours remarqué que tout cela faisoit les plus mauvais effets sur des malades attaqués d'une grande fievre , ou d'une chaleur considérable , ou qui avoient le pouls fort grand , ou dur , ou la langue seche , ou de vives douleurs de tête , ou de quelqu'autre partie , surtout interne , ou quelque espèce d'hémorrhagie que ce soit.

Il en est de même des pleurésies , des fluxions de poitrine , souvent même des rhumes de gosier, ou de poitrine , que j'ai vû dégénérer en esquinancies , ou en fluxions de poitrine , ou en pulmonie.

J'en dis autant des rougeoles & des petites véroles , quelquefois discretes & fort légeres , que cette dangereuse méthode a rendues malignes , & souvent même mortelles ; car la rougeole ne sort jamais mieux , ainsi que la petite vérole , & celle-ci ne suppure jamais mieux, que quand des saignées , un régime de vie convenable , des purgations & des boissons appropriées , ont réduit la fievre & la chaleur à de justes bornes. Trop de sang , ou de chaleur , fait souvent dans ces maladies le même effet qu'elle pro-

duit fur la viande qu'on veut faire rotir
ou griller ; elle la noircit & la brûle , au
lieu de lui donner une cuiffon convenable. Il en arrive autant aux plantes expofées à un foleil trop chaud , ou plantées
dans un terrein trop fec & trop brûlé ; &
aux fruits de la terre , qui fe deffechent ,
au lieu de croître & d'acquérir un degré
convenable de maturité. Cette vérité eft
prouvée par une très-grande quantité de
faits bien remarquables , dont on voit
fouvent des exemples fenfibles.

J'ai auffi obfervé, combien ce dernier
régime eft dangereux dans prefque toutes les maladies accompagnées d'une
grande chaleur, ou d'une foif confidérable , qui font devenues mortelles, ou
du moins bien plus opiniâtres , & bien
plus dangereufes.

Il y a pourtant des cas dans les maladies , où un peu de bon vin fait un fort
bon effet , fur tout chez ceux qui n'en
font point habituellement ufage ; c'eft
lorfque les malades n'ont point la lan-
che sèche , & que la chaleur de leur peau
n'excede point la naturelle ; qu'il n'y a
plus , ni vives douleurs dans quelque
partie , ni hémorrhagie , de quelque nature qu'elle foit , & fur tout quand les
malades ont été affoiblis par une longue

diette , par beaucoup de faignées , par
d'abondantes hémorrhagies , des fueurs ,
des cours de ventre confidérables ; & que
le pouls n'eft pas grand , & qu'il a de la
foupleffe. Le vin dans ces cas-là ne peut
que ranimer leurs forces, & aider leur re-
bliffement.

Il eft important de remarquer , que
l'abus du vin , & des cordiaux chauds ,
vient de l'erreur où l'on eft communément an fujet de la foibleffe dont les malades fe plaignent. Il y en a de deux fortes , qui demandent des fecours entierement oppofés , la véritable & la fauffe
foibleffe.

La véritable foibleffe eft la fuite d'u-
ne longue abftinence , d'une quantité
de faignées , des hémorrhagies abondantes , des cours de ventre , purgations , fueurs , ou autres évacuations naturelles ou artificielles , qui ont été abondantes, ou qui font venues mal-à-propos;
ou bien elle vient d'un ufage mal placé
de rafraichiffans quelconques, pris inté-
rieurement. Elle n'eft accompagnée , ni
de chaleur ni de foif notables , le pouls eft
mollet , plus petit que grand ; & la peau
moins chaude que dans l'état de fanté.
Dans cet état , le bon vin pris modéré-
ment , quelques cordiaux chauds , de

bons alimens & de facile digeſtion , ad-
miniſtrés ſur tout par des perſonnes intelligentes , qui ont attention de ne point
porter le feu dans le ſang des malades , &
de ne leur point donner trop de nourriture ; le repos , & quelquefois l'abbaiſſe-
ment de la tête ; produiſent de bons
effets.

La fauſſe foibleſſe eſt plûtôt un acca-
blement des forces qu'un défaut. Ordinairement le pouls des malades eſt grand,
fort, ou dur ; quelquefois il eſt concen-
tré & petit ; quelquefois auſſi il eſt ſem-
blable à celui des perſonnes en ſanté, &
pour lors c'eſt un ſigne de malignité ,
ſur-tout quand ce pouls ſe trouve çom-
biné avec quelque ſymptôme, ou accident, plus conſidérable que la nature de
la fievre ne le comporte. Ces eſpèces de
pouls ſont telles dès le commencement ,
ou dans l'augmentation , & même dans
le fort de la maladie, & ſans que les
malades aient été affoiblis par les cauſes qui produiſent la véritable foibleſſe,
& ſont l'effet d'une trop grande quantité ou d'une trop grande raréfaction du
ſang, ou de ſon épaiſſiſſement, d'un
poiſon , de quelque grande paſſion, des
vers, ou des matieres indigeſtes, putrides , ou malignes , qui ſe trouvent

dans les premieres voyes ; d'une inflammation , ou d'une difpofition inflammatoire de quelque partie interne , & particulierement du cerveau , ou du cervelet , ou de l'eftomac ; accident qui produit fouvent le même effet que l'ivreffe caufée par les boiffons fpiritueufes , laquelle produit auffi la fauffe foibleffe. Dans ces circonftances , les cordiaux chauds , le vin , &c. font pernicieux. Des faignées , des purgatifs , des émétiques , des lavemens, des boiffons & un régime convenable , un air & un lit tempérés , & quelquefois plûtôt un peu plus froids que chauds, quelquefois l'élevation de la tête , & d'autres fecours analogues, appliqués par des perfonnes intelligentes , font les feuls qu'on puiffe employer avec fuccès ; & l'on peut compter que les moindres fautes commifes dans le traitement de ces maladies ne peuvent que leur être très-préjudiciables.

C'eft faute de diftinguer ces différentes foibleffes, que l'on eft fi prévenu contre la faignée, toutes les fois qu'il y a défaut de forces Cette prévention s'étend même beaucoup plus loin ; car combien de gens ne veulent point fouffrir qu'on les faigne dans les maux d'yeux ,

dans les cours de ventre, dans les sueurs,
dans divers rhumes, & dans une infinité d'autres cas, comme paralysies, enflu-
res, rhumatismes, accès, ou redouble-
mens de fièvre, hors le tems du frisson,
d'une sueur ou d'une moiteur critiques,
d'une hemorrhagie aussi critique ; ou
lorsqu'il s'agit des enfans ou des vieil-
lards : quoiqu'a l'égard de ces deux derniers, les saignées doivent être moins
copieuses, & moins nombreuses.

Il faut convenir, que si ces accidens
sont compliqués avec une ou plusieurs
causes de la véritable foiblesse dont il a
été parlé ci-devant, & qu'ils soient cara-
ctérisés par ses signes, la saignée n'y con-
vient pas souvent, & même y est presque toujours très-préjudiciable. Mais
quand ils se trouvent compliqués avec les
causes de la fausse foiblesse, la saignée,
les purgations, les lavemens, les boif-
sons & un régime convenable, employés
par une personne prudente & intelligen-
te, font les effets les plus avantageux.

J'ai vû plusieurs fois en France, &
dans les pays étrangers, des taches pourprées, des éruptions miliaires, & d'autres exanthemes inflammatoires, sur la
peau des malades, sur tout d'un tempérament vif & échauffé, soit par la dif-

position de leur sang, soit par la chaleur du climat ou de la saison, soit par
le trop grand feu qu'on entretenoit dans
leurs chambres, ou par la chaleur immo-
dérée de leurs lits, soit par rapport à l'usage du vin, ou autres liqueurs échauffantes,
ou des cordiaux chauds, soit pour avoir
trop pris d'alimens, ou les avoir pris
en petite quantité, mais mal-à-propos.
On auroit prévenu ces accidens, si on
leur avoit tiré du sang, & qu'on leur eût
fait prendre des émétiques, des purgations, des lavemens, des boissons & des
bouillons appropriés à l'état des febri-
tans, &c. qu'on leur eût fait respirer un
air tempéré, & observer un régime convenable. Tant il est vrai que des secours
appropriés guérissent aisément des maladies, qu'un mauvais traitement rend
quelquefois mortelles, ou du moins fort
dangereuses.

La fievre miliaire, ou le pourpre blanc
accompagné de fievre, est un accident
aujourd'hui très-commun parmi les femmes Allemandes nouvellement accou-
chées, & même parmi les Françoises,
dont elle fait périr un assez grand nombre. Cet accident provient presque toujours de leur négligence à se faire suffisamment saigner pendant leur grossesse ;
d'une nourriture trop abondante que des

(57)

exercices ou des travaux convenables ne diffipent pas ; de l'ufage du vin, ou du caffé, ou de roties au vin & au fucre, &c. pris en trop grande quantité, ou à contre-tems, comme peu de tems après leur accouchement, fur tout avant que la fievre de lait foit paffée ; de la chaleur exceffive de leurs lits, ou de leurs chambres ; du peu de foin qu'elles ont pendant leur groffeffe, & même pendant leur couche, de s'entretenir le ventre fort libre au moyen des lavemens, bouillons, boiffons, & régime convenable.

Je pourrois m'étendre beaucoup plus fur ce fujet ; mais je fais un mémoire, & non pas un livre. J'en ai d'ailleurs dit affez, & j'ai rapporté des exemples affez frappans du danger des préjugés vulgaires, pour faire goûter aux perfonnes fenfées, & qui connoiffent le prix de la vie, une méthode auffi fimple, & auffi peu embarraffante, que celle que j'ai décrite d'après les obfervations que j'ai faites en différens pays, fur différens peuples, & fur un grand nombre de Malades, attaqués de ces dangereufes maladies. Je fouhaite que ce Mémoire foit auffi utile à plufieurs de fes lecteurs, que j'ai de plaifir à leur communiquer mes obfervations, & que je fuis autorifé à les affûrer de leur exacte vérité.

Les différens moyens pour connoître
& détruire les préjugés public, pour gue-
rir & pour être préservé de la plus grande partie des maladie, furtout épidemiques, contagieufes, ou non feront
très - amplement detaillés dans ma Me-
decine d'Armée, qui fera imprimée dans
quelques mois d'ici.

APPROBATION.

J'Ai lû par ordre de Monfeigneur le Chan-
celies un Manufcrit intitulé *Méthode aifée
& peu coûteufe de traiter avec fuccès plufieurs maladies épidémiques, &c. par M. de Meyferey*, je
n'y ai rien trouvé quipuiffe en empêcher l'impreffion; & j'ai crû même que cette Differta-
tion, fondée fur des faits de pratique, pour-
roit contribuer à détruire les préjugés qui
font fi funeftes aux gens de la campagne.
A Paris ce 27 Mars 1753. LAVEROTTE.

PERMISSION DU ROY.

LOUIS, par la grace de Dieu, Roy de
France & de Navarre: A nosamés & féaux
Confeillers, les Gens tenans nos Cours de
Parlement, Maîtres des Requêtes ordinaires
de notre Hôtel, Grand Confeil, Prevôt de
Paris, Baillifs, Sénéchaux, leurs Lieutenans
Civils,& autres nos Jufticiers qu'il appartien-
dra, SALUT. Notre bien amé le Sieur DE
MEYSEREY, Docteur en Médecine, Nous a

faire exposer qu'il desireroit faire imprimer &
donner au Public un ouvrage de sa composi-
tion qui a pour titre . *Méthode aisée & peu coû-
teuse de traiter avec succès plusieurs maladies épidémiques* , *&c.* s'il Nous plaisoit lui accorder
nos Lettres de Permission pour ce nécessaires.
A ces causes voulant favorablement traiter
l'Exposant, Nous lui avons permis & permet-
tons par ces Présentes de faire imprimer son-
dit Livre en un ou plusieurs Volumes , & autant de fois que bon lui semblera, & de le faire
vendre & débiter par tout notre Royaume ,
pendant le tems de trois années consécutives,
à compter du jour de la date des Présentes.
Faisons défenses à tous Imprimeurs , Libraires , & autres personnes de quelque qualité
& condition qu'elles soient , d'en introduire
d'impression étrangere dans aucun lieu de
notre obéissance ; à la charge que ces Présentes seront enrégistrées tout au long sur le Registre de la Communauté des Imprimeurs &
Libraires de Paris dans trois mois de la date
d'icelles ; que l'impression dudit ouvrage sera faite dans notre Royaume & non ailleurs,
en bon papier & beaux caractéres , conformément à la feuille imprimée , attachée pour
modéle sous le contre-sel des Présentes ; que
l'Impétrant se conformera en tout aux Régle-
mens de 'a Librairie , & notament à celui du
10 Avril 1725. qu'avant de l'exposer en ven-
te , l'Imprimé qui aura servi de copie à l'impression dudit ouvrage, sera remis dans le même état où l'Approbation y aura été donnée
ès mains de notre très cher & féal Chevalier
Chancelier de France le sieur DE LAMOIGNON,
& qu'il en sera ensuite remis deux exemplaires dans notre Bibliotheque publique , un

dans celle de notre Château du Louvre, & un
dans celle de notredit très-cher & féal Chevalier Chancelier de France le sieur de Lamoignon, & un dans celle de notre très-cher &
féal Chevalier Garde des Sceaux de France,
le Sieur de Machault, Commandeur de nos
Ordres, le tout à peine de nullité des Présentes : du contenu desquelles vous mandons
& enjoignons de faire jouir l'Exposant ou ses
ayans causes pleinement & paisiblement, sans
souffrir qu'il leur soit fait aucun trouble ou
empêchement. Voulons qu'à la copie des Présentes qui sera imprimée tout au long au commencement ou à la fin dudit ouvrage, foi soit
ajoutée comme à l'original. Commandons au
premier notre Huissier ou Sergent sur ce requis de faire pour l'exécution d'icelles tous
Actes requis & necessaires, sans demander
autre permission, & nonobstant Clameur de
Haro, Charte Normande, & Lettres à ce contraires. CAR tel est notre plaisir. DONNE' à
Versailles le quinziéme jour du mois de Septembre l'an de grace mil sept cens cinquante
deux, & de notre Regne le trente-huitiéme.
Par le Roy en son Conseil. *Signé*, SAINSON.

*Registré sur le Registre XII. de la Chambre Roya-
le & Syndicale des Libraires & Imprimeurs de
Paris, N. 30. folio 19. conformément aux Réglement de 1723, qui fait défenses, Art. 4. à toutes
personnes, de quelque qualité qu'elles soient, autres que les Libraires ou Imprimeurs, de vendre,
débiter & faire afficher aucuns Livres pour les
vendre en leurs noms, soit qu'ils s'en disent es
Auteurs, ou autrement ; & à la charge de fournir
à la susdite Chambre neuf Exemplaires prescrits
par l'art. 108 du même Réglement. A Paris,
Septembre 1752. Signé* COIGNARD, *Syndic.*